QUELQUES RÉFLEXIONS

A PROPOS DES SANATORIA

ET DU

TRAITEMENT DE LA TUBERCULOSE

PAR

M. le Docteur ROULIN

Lauréat de l'Académie de médecine (Mention en 1889)
Membre titulaire des Sociétés de Médecine et de Chirurgie pratiques,
de Médecine de Paris, du IXe arrondissement
Membre associé de la Médico-pratique.

*Communication faite à la Société de Médecine et de Chirurgie Pratiques
de Paris*

SÉANCE DU 15 NOVEMBRE 1900

CLERMONT (OISE)
IMPRIMERIE DAIX FRÈRES
3, PLACE SAINT-ANDRÉ, 3

1901

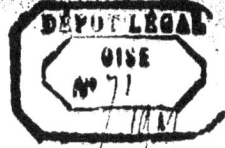

QUELQUES RÉFLEXIONS

A PROPOS DES SANATORIA

ET DU

TRAITEMENT DE LA TUBERCULOSE

Par M. le Docteur ROULIN

Lauréat de l'Académie de Médecine (*Mention en 1889*)
Membre titulaire des Sociétés de Médecine et de Chirurgie pratiques,
de Médecine de Paris, du IX° arrondissement
Membre associé de la Médico-pratique.

La tuberculose guérit-elle mieux dans les sanatoria, que par les autres méthodes de traitement ? Pour répondre à cette question, comparons les statistiques, et voyons d'abord le nombre de guérisons qu'on obtient dans les sanatoria : dans ces établissements, d'après Guelpa, la guérison serait de 35 et même 45 %. Brehmer et Dettweiller donnent 25 %. Enfin, à Ormesson et à Villiers, chez des tuberculeux jeunes, on compte de 25 à 35 %. Ces chiffres sont, avec quelques variantes, à peu près ceux de tous les sanatoria.

Passons maintenant aux autres méthodes de traitement :

D'après M. Brouardel, la tuberculose guérit seule dans les deux tiers des cas. Voici, en effet, ce qu'on lit dans le livre de Chuquet, à la page 7 : « Si l'on étudie la mortalité totale en France, on trouve que le sixième des décès est produit par la tuberculose. Or, M. Brouardel a trouvé que plus de la moitié des individus, ayant succombé à une mort violente et autopsiés à la Morgue, présentaient des lésions de tuberculose active ou éteinte, c'est-à-dire étaient ou avaient été tuberculeux ; on pourrait en conclure que la tuberculose guérit dans les deux tiers des cas. »

De docteur Letulle, sur 180 autopsies pour affections autres que la tuberculose pulmonaire, a trouvé 92 fois des traces de tuberculose évidente ; il y avait une proportion de guérisons très élevée, près de 50 %.

Les hôpitaux étrangers fournissent la statistique suivante :

Hôpital général de Vienne, amélioration........ 39 %
Couksconty Hospital de Chicago............... 55 %
Hôpital général de Berlin..................... 42 %
Clinique médicale de Bâle.................... 50 %
(Knor, page 469.)

Mais, direz-vous, ce sont des améliorations et non des guérisons. Sans doute nos confrères, qui sont des cliniciens, et qui, peut-être, n'ont pas observé assez longtemps les malades, n'osent pas prononcer le mot de guérison et qui peut dire qu'un tuberculeux est jamais guéri ? témoin l'histoire de ce malade que j'ai soigné pendant environ 18 ans, que Leroy de Mericourt avait traité avant moi pendant une période à peu près égale, qui à l'âge de vingt ans avait été condamné comme tuberculeux par Chomel et Bouillaud et qui mourut à 80 ans, présentant toujours les signes de la tuberculose pulmonaire et laryngée et après avoir eu deux femmes et dix enfants.

D'ailleurs, les malades que prétendent avoir guéri les sanatoria le sont-ils réellement ? Evidemment non. Ecoutez plutôt ce qui suit : On a renvoyé de Falkenstein, dans une période de dix ans, 132 malades complètement guéris. Dettweiler écrivit à 99 de ces malades et reçut 98 réponses. 11 malades étaient morts la plupart d'affections autres que la tuberculose (mais non pas tous). 12 avaient eu des rechutes suivis de guérison. 3 étaient encore malades. Chez 72 la guérison s'était maintenue, soit en chiffre rond 72 % (Knop).

Vous voyez bien que ces malades soi-disant guéris ne l'étaient pas. Ils étaient simplement améliorés. Qui nous dit que dans les 72 autres, il n'y en a pas qui aient eu des rechutes depuis leur réponse à Dettweiler ?

La statistique des hôpitaux étrangers vaut donc celle des sanatoria.

Par d'autres méthodes de traitement, on a obtenu des résultats aussi favorables que ceux cités plus haut.

Coromilas a traité par les inhalations de sulfure de carbone et de phosphate de chaux 99 malades avec 58 succès, soit 76 %. (*Journal de médecine de Paris*, page 195, année 1892.)

Dans le service du professeur Ball à Laënnec, le docteur Roussel a traité 90 malades tuberculeux par les injections hypodermiques. 10 furent suffisamment améliorés pour quitter l'hôpital et reprendre leurs travaux. (*Journal de médecine de Paris*, année 91, page 131.) 30 malades furent traités par les inhalations d'acide fluorhydrique pendant 4 mois et furent améliorés. (*Journal de médecine de Paris*, année 91, page 5.)

Gautrelet et Garcin, sur 10 malades traités de la même façon, eurent 7 améliorations. (*Journal de médecine de Paris*, année 90, page 155.)

Labbé et Oudin traitèrent la tuberculose par l'air ozoné et obtinrent les résultats suivants :

Malades tuberculeux traités, 38 :
7 au premier degré ;
23 au deuxième degré ;
8 au troisième degré.

Résultats obtenus.

Furent guéris :

7 au premier degré ; total, 100/100.
6 au deuxième degré; total, un peu moins du tiers ;
Furent améliorés :
10 au premier degro, près de la moitié ;
3 au troisième degré, presque le tiers.

(*Journal de médecine de Paris,* page 365, année 1891.)

Veil et Diamantberger, à l'hôpital Rothschild, avec des injections au gaïacol ont eu les guérisons suivantes :
Sur 30 malades, améliorations et guérisons apparentes ? tiers. Etat stationnaire ou aggravation un tiers. (*Journal de médecine de Paris,* année 91, page 154.)

Je vous ai rapporté toutes ces statistiques pour vous prouver que la tuberculose guérit par toutes les méthodes de traitement et même sans traitement, que toutes les statistiques donnent raison à leurs auteurs, que toutes contiennent des causes d'erreur, qu'il n'en est pas autrement pour celles des sanatoria que pour les autres. Je suis assuré de n'être démenti par personne en disant que, dans ces établissements, on reçoit de préférence les malades les moins atteints, ceux qui peuvent guérir et que de ce fait les cas heureux de guérison sont augmentés.

Les sanatoria ne donnent pas de meilleurs résultats que les autres modes de traitement ; sont-ils du moins indispensables, pour éviter la contagion ? Non. Je pourrais citer un certain nombre de femmes, de maris, d'enfants qui ont soigné leurs parents tuberculeux et n'ont point contracté la terrible maladie. Il suffit pour cela de prendre les précautions que réclame l'hygiène ! On interdira de coucher dans le même lit, on recueillera les crachats dans des crachoirs et on les détruira. Les baisers sur la bouche seront défendus. Les malades ne se serviront ni des mêmes verres, ni des mêmes cuillers, ni des mêmes linges que les personnes saines ; si possible le malade aura sa chambre à lui. Je parle ici, bien entendu, des malades qui, sans être riches, peuvent pourtant se donner le nécessaire. S'il en était autrement, si le malade manquait de tout et même du logement, il vaudrait mieux l'envoyer dans une maison de santé qui pourrait être un sanatorium. Ces précautions ne constituent sans doute qu'une désinfection incomplète, mais elle est suffisante.

La désinfection complète n'existera d'ailleurs jamais. Toujours quelques germes seront protégés et échapperont. Je n'en veux pour preuve que ce qui suit : voulant détruire des punaises et des cafards, j'eus l'idée de m'adresser au formol : il me fut répondu que cette substance tuait les germes et non les insectes.

Je m'étais donc trompé en pensant que ces derniers étaient

moins résistants que les germes, à moins plutôt que le formol ne tue rien du tout. Je m'adressai à un autre antiseptique d'une efficacité éprouvée, à l'acide sulfureux.

J'opérai avec toute la rigueur requise en pareille matière, et, en effet, je fis de très nombreuses victimes, mais un non moins grand nombre de punaises et de cafards restèrent vivants et bien portants.

Strauss rapporte que le bacille de Koch n'est nullement atteint par l'iodoforme et par la plupart des autres antiseptiques, qu'il n'est tué sûrement que par la chaleur et le soleil. La désinfection n'est donc que relative et toujours l'individu trouvera un microbe pour le contaminer.

La contagion n'est d'ailleurs pas si fréquente qu'on pourrait le croire.

J'ai dit plus haut que j'avais vu un certain nombre de maris, de femmes, d'enfants, qui n'ont pas été contaminés par leurs parents tuberculeux. Les statistiques suivantes, rapportées par le professeur Strauss, prouvent combien rare est la contagion.

Herman Veber a observé 68 couples, dont l'un était phtisique, 39 fois le mari, 29 fois la femme. Un seul des maris des 29 femmes est devenu tuberculeux, 9 femmes des 39 maris ont été contaminées.

Le professeur Delacour, de Rennes, sur 54 ménages, dont l'un était phtisique, a vu 50 échapper à la contagion, et 4 seulement devenir tuberculeux.

Leudet, de Rouen, donne les chiffres suivants : 74 ménages dont l'un des deux conjoints était tuberculeux ; dans 61 cas, l'autre conjoint est resté indemne, bien que dans la plupart des cas un intervalle de plus de 11 ans se soit écoulé. Dans 13 ménages, le conjoint survivant est devenu tuberculeux.

Voici maintenant ce qu'écrit Kelsch, dans une remarquable étude :

« A aucune époque, dit-il, il n'a été fait autant pour l'hygiène de l'armée que dans ces dernières années. Aucun groupe de la population n'a peut-être autant profité qu'elle des progrès dont la prophylaxie est justement fière... Les tuberculeux sont éliminés de l'armée au premier soupçon de leur affection. Les casernes sont méthodiquement et périodiquement désinfectées par les moyens les plus rationnels et les plus efficaces. A l'hôpital les sécrétions virulentes sont détruites au fur et à mesure. Cela se pratique dans toutes les armées européennes, et pourtant la tuberculose est loin d'y diminuer. Si nous en croyons les statistiques officielles des quinze dernières années, elle y est plutôt en accroissement.

On a voulu voir dans l'énorme quantité de tuberculeux parmi la population des prisons un argument en faveur de la contagion de la tuberculose ; mais cet argument tombe devant ce fait, que la phtisie est aussi fréquente dans les prisons cellulaires, où la contagion ne peut s'exercer, que dans les autres.

Ces résultats n'ont pas lieu de nous surprendre ; ils nous sem-blent, au contraire, logiques, si nous recherchons dans quelles conditions se développe la tuberculose. Pour M. le professeur Jaccoud, la tuberculose résulte d'une débilité constitutionnelle provenant d'une nutrition imparfaite, c'est ce qu'il nomme l'hypotrophie.

Nous avons bien souvent l'occasion d'être contaminé, dit Darem-berg, et cependant nous sommes rarement atteints, parce que rarement nos milieux intérieurs liquides et solides présentent les conditions physico-chimiques nécessaires au développement et à la pullulation du bacille tuberculeux. Ces conditions d'origines si variées se résument toujours en la misère physiologique (intro-duction au livre de Chuquet).

C'est un fait indéniable que la tuberculose n'évolue que chez les sujets affaiblis, que chez ceux qui sont devenus, selon le mot du professeur Trélat, bon bouillon de culture.

C'est si vrai que le professeur Strauss a pu trouver dans des milieux hospitaliers le bacille de Koch dans la cavité nasale de 9 malades sur 20 et que ces individus ne sont pas devenus tubercu-leux. Moi-même, j'ai un de mes amis membre de cette Société qui chaque fois qu'il examine sa salive y trouve le dangereux bacille et qui pourtant n'a rien d'un tuberculeux.

Les causes capables de favoriser l'affaiblissement nécessaire à l'éclosion de la tuberculose sont multiples. En première ligne il faut ranger l'hérédité qui agit par elle-même et en favorisant les autres causes.

L'hérédité existe. Leudet démontre qu'on la rencontre dans plus de la moitié des cas. Il existe des cas de tuberculose congénitale ; le professeur Strauss, dans son livre de la tuberculose, en rapporte 5 cas qui me paraissent absolument incontestables et que pour cette raison je dois rapporter ici en résumé. Dans le premier cas, dû à Charrin, l'enfant, né d'une mère phtisique et mort 3 jours après sa naissance, présentait des lésions tuberculeuses dans les ganglions mésentériques. Dans le second, dû à Berti, l'enfant, également né d'une mère tuberculeuse, mourut 9 jours après sa naissance, et l'au-topsie montra dans le lobe inférieur du poumon gauche une matière caséeuse que l'histologie démontra être tuberculeuse. Dans le 3e cas, rapporté par Mukel, de Nuremberg, la mère phtisique succomba 3 jours après son accouchement ; l'enfant portait en venant au monde, sur la voûte palatine, une petite tumeur de la grosseur d'un pois, qui s'ouvrit 2 jours après et laissa couler du pus caséeux, puis survint un abcès au niveau du grand trochanter gauche et l'enfant mourut athrepsique. A l'autopsie le poumon fut trouvé intact, mais un foyer caséeux existait derrière l'articulation de la hanche. Dans le 4e, dû à Jacobi, de New-York, l'enfant mort-né, d'une mère tuberculeuse avait le foie, la rate, le péritoine et la plèvre parsemés de tubercules. Le 5e cas appartient à Sabouraud. Il s'agit d'une mère morte phtisique, 2 mois après son accouchement. L'enfant, né à terme et bien portant, avait succombé 11 jours après sa naissance. A l'autopsie, on trouva le foie criblé de tubercules, la rate également; l'examen microscopique révéla le bacille de Koch et la matière tuberculeuse dans les produits. L'étendue et le degré avancé de ces lésions ne permettent pas de douter de leur origine congénitale.

Voici un autre exemple de l'hérédité que je trouve dans l'introduction du livre de Chuquet sur le même sujet. Je cite : « Ainsi, j'ai vu une mère très vigoureuse, perdre 2 jeunes enfants de tuberculose et ne devenir tuberculeuse elle-même que 20 ans après, à l'âge de 45 ans. Dans une autre famille, dont le père et la mère étaient très valides et vivaient à la campagne dans d'excellentes conditions hygiéniques, les 2 enfants moururent de méningite tuberculeuse, entre 9 et 12 ans. Comme le père avait été autrefois atteint de syphilis on l'accuse de tous les malheurs, sa femme et tous ses parents le maudissent, et comme il devient tout à coup paralytique général, on le confie à des mercenaires bien assez bons pour soigner ce paria, cause de la désagrégation de la famille. Ce malheureux meurt. Sa femme encore jeune pense immédiatement à se remarier, elle se fiance à un homme qui aurait certainement pu rendre heureuse la seconde partie de sa vie, quand 2 semaines avant la célébration du mariage projeté, elle est prise de douleurs de tête intolérables, et peu à peu devient la proie de la méningite tuberculeuse. C'était elle, la pauvre femme, qui était la coupable sans le savoir, et qui avait fait endosser à son mari la responsabilité dont il était fort innocent (Daremberg).

J'ai vu des cas analogues : j'ai soigné il y a quelque vingt ans un malade atteint de tuberculose pulmonaire et dans un état tellement désespéré que j'avais annoncé à la femme que je ne venais le voir que pour ne pas avoir l'air de l'abandonner. Contre mon attente il eut la bonne fortune de guérir ; il est aujourd'hui fort bien portant et concierge de l'asile Michelet. Son fils, âgé de 30 à 40 ans, marié et ne vivant plus avec ses parents depuis plusieurs années à la suite d'excès de toutes sortes, vient de succomber cette année à la granulie aiguë ; il n'a pas été contaminé par son père actuellement guéri avec lequel il ne vivait pas. Sa mère est elle-même bien portante et n'a jamais été contaminée.

Autre exemple : J'ai observé, ces années dernières, avec les professeurs Potain et Raymond, une jeune femme nerveuse qui à la suite de profonds chagrins est restée plusieurs mois sans presque prendre de nourriture ; elle fut atteinte de phtisie galopante à laquelle elle succomba en trois mois ; elle n'avait dans son entourage aucun tuberculeux, ni mari, ni parents. J'ai su depuis que sa mère avait perdu plusieurs enfants en bas âge de méningite tuberculeuse.

D'autres causes agissent sans doute avec ou sans l'hérédité pour permettre au bacille de Koch de se développer dans l'organisme. C'est d'abord l'encombrement des villes et les habitations humides et mal éclairées. Tout le monde sait, dit Lancereaux, que ce sont surtout les ateliers encombrés, ceux notamment où s'exercent des professions exigeant un faible exercice musculaire qui fournissent le plus grand nombre de phtisiques. Quant à l'exercice musculaire, il suffit, pour se rendre compte de son importance, de voir dans un même milieu les ravages de la phtisie parmi les professions sédentaires, et l'espèce d'immunité dont jouissent les personnes vivant au grand air, dans un mouvement presque continuel. A l'encombrement, au mauvais logement, il faut encore ajouter la nourriture mauvaise ou insuffisante qui les accompagne presque obligatoirement. Voici les statistiques dressées par Bertillon qui confirme cette loi.

Il ressort de ces tableaux que la fréquence moyenne des décès pour tuberculose pour Paris est de 460 par cent mille habitants.

Ce chiffre est plus élevé qu'à Londres et dans beaucoup d'autres capitales.

Il existe pour Paris entre les divers arrondissements des différences individuelles qui dépendent surtout du degré d'aisance des habitants. Ainsi le 8e arrondissement (Elysée) ne compte que 173 décès annuels par phtisie pour cent mille habitants. Le 9e (Opér.) 265, le 16e (Passy) 288, et ces chiffres relativement si faibles se retrouvent à peu près à toutes les périodes étudiées. Au contraire, Ménilmontant, le plus pauvre de Paris, compté 598 décès annuels par phtisie pour cent mille habitants. Le 11e (Popincourt), quartier ouvrier et très industriel, 512. Le 14e (Observatoire), 689. Le 15 (Montmartre), 551. (Straus, livre de la Tuberculose).

Mac d'Epine, à Genève, avait déjà constaté que la mortalité par phtisie entrait dans la proportion de 23 % dans la classe pauvre, tandis qu'elle ne s'élevait qu'à 6 % dans les classes aisées.

M Drysdale avait fait la même constatation dans la ville de Londres, etc.

L'encombrement, les mauvais logements et la misère sont donc bien les causes de la tuberculose.

A cela il faut encore ajouter la privation de jour et de soleil. La chaleur et le soleil sont les deux plus puissants antiseptiques de la tuberculose, dit le professeur Strauss. Le soleil tue le microbe de Koch en quelques heures, dit Daremberg. A ces causes viendront se joindre les excès de travail ou de plaisir, les excès de sports, l'alcoolisme, la syphilis, le diabète ; nombre de maladies aiguës, telles que les fièvres éruptives, l'albuminurie, la pleurésie, la grippe. Je soigne depuis 5 ans en commun avec notre distingué président Reynier un homme vigoureux qui à la suite de grippe fut atteint de tuberculose successivement dans presque toutes les parties du corps, le poumon excepté ; il en eut au cou, au bras, aux jambes ; on dut lui amputer un pied. Cette année seulement il est à peu près guéri et a pu sortir de sa chambre pour la première fois depuis 5 ans.

Dois-je ranger le cancer dans les facteurs de cette grave affec-

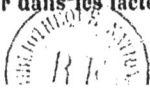

Morbidité des villes de France par phthisie et autres maladies tuberculeuses. (BERTILLON.)

	Population	NOMBRE ABSOLU			Nombre proportionnel par mille habitants		
		Décès par phtisie	Décès par d'autres tuberculoses.	Décès par affections tuberculeuses.	Décès par phtisie	Décès par d'autres tuberculoses.	Décès par affections tuberculeuses.
Paris..............	2.424.705	10.287	1.608	11.895	4.24	0.66	4.90
11 villes ayant de 130 mille à 100 mille habitants........	2.143.380	6.262	1.535	7.798	2.92	0.71	3.63
46 villes ayant de 100 mille à 30 mille habitants........	2.361.244	5.474	1.764	7.238	2.31	0.74	3.05
50 villes ayant de 30 mille à 20 mille habitants........	1.220.019	2.595	935	3.530	2.12	0.76	2.88
127 villes ayant de 20 mille à 10 mille habitants........	1.799.443	3.682	1.219	4.701	2.04	0.67	2.71
332 villes ayant de 10 mille à 5 mille habitants........	2.274.757	3.773	1.164	4.937	1.65	0.51	2.16
95 chefs-lieux d'arr. ayant moins de 5 mille habitants...	330.802	493	107	500	1.49	0.32	1.81

Pour Paris, M. Jacques Bertillon a dressé la statistique suivante :

Décès par phtisie pulmonaire en un an à Paris.

ANNÉES	Nombre absolu des décès par phtisie pulmon.	Nombre par 100 mille habit. des décès par phtisie pulmon.	ANNÉES	Nombre absolu des décès par phtisie pulmon.	Nombre par 100 mille habit. des décès par phtisie pulmon.
1865	8.270	467	1879	8.528	404
1866	7.743	424	1880	8.639	395
1867	8.271	427	1881	9.210	412
1868	8.468	442	1882	9.958	443
1869	8.501	430	1883	10.307	486
1870	10.691	538	1884	9.751	433
1871	11.900	644	1885	10.370	457
1872	7.436	401	1886	10.222	469
1873	7.419	391	1887	10.079	466
1874	7.474	391	1888	9.743	448
1875	8.010	402	1889	10.380	478
1876	8.532	420	1890	10.714	491
1877	8.245	418	1891	10.287	424
1878	8.479	395	1892	9.975	412

tion ? peut-être. J'ai vu quelquefois le cancer et la tuberculose
alterner dans la même famille. C'est ainsi qu'il y a quelques années j'ai soigné deux jeunes et jolies femmes, deux sœurs : l'une est
morte de mélano-sarcome généralisé, à 32 ans, l'autre a succombé
à la tuberculose pulmonaire quelque temps avant ; l'un des 7 enfants de la malade atteint de mélano-sarcome a eu tout le cou en-
vahi de ganglions tuberculeux, bien qu'il n'y eût aucun tuberculeux dans l'entourage ni de la nièce ni de la tante. Quelques-uns
des frères semblent menacés également ; j'ai su que la diathèse
cancéreuse existait dans la famille.

Quoi qu'il en soit, de l'exposé ci-dessus on peut déduire et la prophylaxie et le traitement de la tuberculose. Pour rendre cette
affection plus rare on devra certainement désinfecter le mieux
possible et tuer le plus de microbes possible ; mais, tout en res-
tant convaincu que ce moyen est insuffisant et que toujours quelques germes échapperont, qui contamineront le sujet prédisposé,
il faudra donc encore s'efforcer de mettre le sujet en état de ré-
sister au microbe qui le menace. Pour cela on donnera de l'air,
de la lumière et du soleil dans les appartements.

Dans les villes on proscrira les appartements obscurs et humides, les cours étroites et noires, où ne pénètrent ni air ni lumière ;
on luttera contre l'encombrement en enseignant aux individus
qu'il est de leur intérêt de vivre à la campagne au grand air et de
renoncer à venir s'entasser dans les villes où ils ne trouvent bien
souvent que la maladie et la mort. On s'efforcera de diminuer et, si
possible, de supprimer la misère. On réformera les programmes
d'examen, afin d'éviter le surmenage. On élèvera la jeunesse au
grand air. Aux jeunes filles on conseillera d'éviter le surmenage
du monde et les nuits passées au bal et au théâtre. Aux jeunes
gens on dira de se marier jeune et d'éviter la débauche. Enfin, on
fera une guerre sans trêve ni merci à l'alcoolisme et à la syphilis
en diminuant le nombre des cabarets et des mauvais lieux. On
luttera de son mieux contre toutes les maladies. Il faudra, pour
arriver à ce résultat, le concours des médecins, des particuliers
et de l'État. Je ne puis mieux faire que de rapporter ici les élo-
quentes paroles de Daremberg :

« Pour refaire le terrain et la race actuelle, le moraliste, le mé-
decin, l'hygiéniste, l'homme politique et le financier doivent se
liguer, afin de supprimer la débauche, l'alcoolisme, la vie dans
l'air confiné ou méphitique.

L'alimentation insuffisante, les fatigues exagérées causées par
les excès des travaux, des plaisirs, des sports, etc. »

En un mot, il faudra pratiquer l'hygiène si l'on veut éviter de
devenir tuberculeux.

L'individu est devenu tuberculeux ; c'est maintenant le traitement curatif qu'il faut appliquer : en quoi consiste ce traitement ?
L'hiver on pourra garder le malade à Paris en le mettant dans de
bonnes conditions hygiéniques. S'il est surmené, on supprimera

la cause de son surmenage quelle qu'elle soit ; on fera cesser ou diminuera ses occupations, on le logera dans un appartement bien aéré et ensoleillé, on le laissera promener au grand air, mais sans qu'il se fatigue. Il évitera les grandes marches ; malgré le grand avantage de l'air dans notre climat, on ne conseillera pas de laisser les fenêtres ouvertes la nuit, car il peut en résulter de graves accidents.

Je viens d'observer un jeune homme qui, ayant lu qu'il était sain de coucher les fenêtres ouvertes, voulut mettre ce conseil en pratique : il faillit lui en cuire grandement. Il fut atteint d'une bronchite, qui, grâce à ses mauvais antécédents, faillit devenir tuberculeuse : pendant plusieurs jours il eut les sueurs nocturnes et les crachats de la phtisie ; enfin il triompha du mal, mais cet exemple doit nous rendre réservé envers cet usage. Le malade sera aguerri aux intempéries de l'air par la pratique de l'hydrothérapie ou tout au moins par des lotions froides ou alcooliques. Il mangera souvent et le mieux possible ; on lui permettra tous les aliments qui exciteront son appétit, car il faut d'abord mettre de l'huile dans la lampe, et ensuite choisir pour augmenter son appétit et remonter ses forces, on lui prescrira les phosphates sous forme de glycéro de lacto ou chlorhydro selon le cas, de l'huile de foie de morue, de l'arséniate de soude, enfin et surtout le vin de Nourry qui contient l'iode métalloïde que nous a prôné avec raison notre collègue Jolly et qui a fait ses preuves contre la scrofule que nous savons maintenant être une affection tuberculeuse ; contre la toux, le catarrhe, on administrera la créosote à la dose de 50 centg. à 75 centig. par jour en suppositoires selon l'excellente méthode du professeur Millard. On luttera contre la congestion et les hémorrhagies si fréquentes des phtisiques par les bains de pieds et les cataplasmes sinapisés, les ventouses sèches et les pointes de feu, qui seront appliquées très petites et en grand nombre, ce qui les rend peu douloureuses et efficaces.

Aux abcès tuberculeux on opposera les injections d'éther iodoformé.

Enfin l'été le malade sera envoyé, selon l'indication, aux eaux arsenicales, sulfureuses, salines, ou même à la mer. Puis il fera un séjour à la campagne pendant la belle saison et devra choisir un climat sec et abrité du vent. Un air agité ne convient pas à ces malades. Selon l'opinion du professeur Straus, que je partage, le climat de montagne n'a aucune importance.

Les fébricitants, les sujets extrêmement affaiblis, ne pourront bénéficier d'une saison d'eau ; ils devront même garder le repos absolu au lit, mais ceux-là seulement devront rester couchés, car on n'oubliera pas qu'un peu d'exercice est nécessaire pour accroître l'appétit et favoriser la digestion.

Avec ce traitement on guérira d'autant plus de malades qu'on les aura soignés de meilleure heure. Il faut donc traiter même ceux qui, soit par hérédité, soit par toute autre cause, seront des candidats à la phtisie.

À l'exception de la créosote, des pointes de feu et des ventouses, le traitement des tuberculeux sera applicable à cette dernière catégorie de malades.

Grâce à cette méthode de traitement, j'ai pu guérir un certain nombre de tuberculeux ; je ne vous ennuierai pas du récit inutile de tous ces cas ; je veux pourtant, pour finir, vous conter l'histoire d'un malade que j'ai guéri sans qu'il allât dans un sanatorium contrairement à l'avis de M. Hutinel, qui voulait l'y envoyer. Ce jeune homme, âgé de 18 ans, avait craché du sang, il avait du souffle tubo-caverneux dans le sommet, du bacille de Koch dans les crachats et il maigrissait. Je lui prescrivis de cesser son travail, de mener une vie calme et régulière, contrairement à ce qu'il avait fait jusqu'ici, de se promener le plus possible à l'air sans se fatiguer et sans s'enrhumer, de faire une lotion froide le matin, de manger le mieux possible, de prendre du glycéro-phosphate et du vin de Nourry. Je lui appliquai chaque semaine des pointes de feu sur la poitrine et le dos. Quand l'été fut venu, je l'envoyai faire une saison à La Bourboule et de là passer le reste du beau temps chez son grand-père en Alsace. Il me revint augmenté de 12 livres ; il y a de cela plus de deux ans. Il est actuellement guéri et a pu reprendre son travail : puisse-t-il n'avoir jamais de rechute !

Mon but a été de démontrer qu'on peut soigner le tuberculeux chez lui, au milieu de sa famille, sans danger pour lui ni pour les autres, et que point n'est besoin de créer des léproseries pour tuberculeux. J'espère l'avoir atteint.

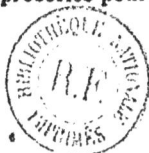

Clermont (Oise). — Imp. Daix frères.

111

www.ingramcontent.com/pod-product-compliance
Lightning Source LLC
Chambersburg PA
CBHW050457210326
41520CB00019B/6247